RECHERCHES STATISTIQUES

SUR LA

PHTHISIE PULMONAIRE

A L'HOTEL-DIEU DE LYON

PENDANT LES ANNÉES 1856, 1857, 1858, 1859, 1860

PAR

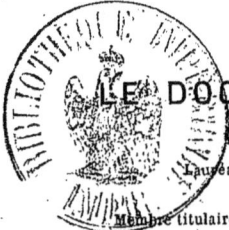

LE DOCTEUR PERROUD

Médecin de l'Hôtel-Dieu
Lauréat de la Société de médecine
de Bordeaux,
Membre titulaire de la Société impériale de médecine,
de la Société linéenne et de la Société des Sciences médicales de Lyon,
Correspondant des Sociétés de médecine de Bordeaux, d'Amiens,
de Chambéry, de Saint-Etienne
et de la Loire.

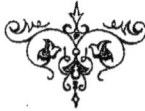

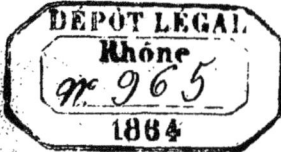

LYON

IMPRIMERIE D'AIMÉ VINGTRINIER

RUE DE LA BELLE-CORDIÈRE, 14

1864

DE LA

PHTHISIE PULMONAIRE

A L'HOTEL-DIEU DE LYON

PENDANT LES ANNÉES 1856, 1857, 1858, 1859 et 1860.

———

Une science intéressante est celle qui a pour but la con-
naissance de la répartition géographique des diverses maladies et l'étude des différentes modifications que leur
impriment les circonstances variées au milieu desquelles
elles se développent.

Une pareille étude a déjà été entreprise pour la phthisie
pulmonaire, et plusieurs grandes villes où cette affection
fait de nombreux ravages ont fourni, en ce qui les con-
cerne, des documents intéressants et très-importants au
point de vue de la pathologie topographique : il est à
regretter que la ville de Lyon, une des cités les plus éprou-
vées par la consomption pulmonaire, soit restée en dehors
de ce mouvement. Nous espérons que les quelques chiffres
qui font le sujet de la présente note combleront en partie la
lacune que nous signalons, quoique nous sachions très-bien
qu'ils ne pourront donner qu'une idée approximative de
l'état de la phthisie pulmonaire dans notre ville, car ces
chiffres sont le résultat de documents puisés seulement à
l'Hôtel-Dieu, et nous comprenons que ce qui est vrai de la

population d'un hôpital peut bien ne l'être pas tout à fait de la population d'une ville.

L'Hôtel-Dieu de Lyon reçoit les malades indigents au-dessus de l'âge de 15 ans, à l'exception des vénériens, des filles-mères, des dartreux et des aliénés, qui sont soignés dans des hôpitaux spéciaux. Les portes s'ouvrent non-seulement pour les malades de la ville, mais encore pour ceux du dehors; toutefois, on peut considérer les phthisiques qui peuplent en grand nombre les salles de notre hôpital comme appartenant véritablement à la population lyonnaise, car si les malades qui ont des opérations graves à subir consentent à se déplacer pour venir à Lyon chercher l'opérateur qui leur manque dans leur petite ville ou dans leur village, il n'en est plus de même du poitrinaire, qui n'abandonnera pas ses champs et l'air pur de la campagne pour le remplacer par l'air vicié d'une grande ville ou d'un hôpital. Ces considérations nous portent à regarder l'histoire de la phthisie pulmonaire à l'Hôtel-Dieu de Lyon comme un chapitre très-intéressant de l'histoire de la phthisie pulmonaire dans notre ville, chapitre d'autant plus intéressant qu'il s'occupe surtout de la classe pauvre de notre population, c'est-à-dire de celle qui, par sa position de fortune, pouvant le moins se protéger par les bienfaits de l'hygiène contre les influences topographiques, subit le plus fatalement ces influences modificatrices et permet d'en étudier le plus facilement les effets perturbateurs.

I. *Fréquence de la phthisie pulmonaire.* — Nous résumons dans le tableau suivant le nombre des décès causés par la phthisie pulmonaire à l'Hôtel-Dieu, pendant les années 1856, 1857, 1858, 1859, 1860, en le comparant au nombre total des décès occasionnés par les diverses maladies :

Années.	Total général des décès.	Décès par phthisie.	Décès par phthisie sur 100 décès de causes diverses
1856	1869	407	21,7
1857	1859	424	22,5
1858	1757	381	21,6
1859	1761	385	22,4
1860	1635	382	23,3
Totaux.	8881	1979	22,2

On peut voir, par les chiffres précédents, que la proportion des décès par phthisie pulmonaire est à peu près la même chaque année. Aussi pensons-nous que la période de cinq ans sur laquelle nous avons opéré est bien suffisante pour avoir une moyenne vraie.

Le tableau précédent nous montre encore que le nombre des décès par phthisie pulmonaire est à peu près le cinquième du nombre total des décès; il ne nous paraît pas sans intérêt de rapprocher ce chiffre de ceux que l'on a obtenus dans plusieurs grandes villes, et c'est ce que nous avons fait dans le tableau suivant. Nous ferons remarquer toutefois que nous ne faisons qu'un simple rapprochement entre ces différents chiffres, car ils ne sont pas exactement comparables, puisque notre statistique ne porte que sur la population de l'Hôtel-Dieu, tandis que les statistiques que nous mettons en regard de la nôtre ont été construites d'après des matériaux puisés sur la population entière de grandes villes.

Sur 100 décès de toutes causes, on compte :

A Edimbourg. . . . . . 11,9 décès par phthisie.
Leith . . . . 10,3 —
Glascow . . . . . 17,1 —
Dundée. . . . . . 13,0 —
Paislay . . . . . 20,8 —

Greenoch . . . . . . 14,3 —
Aberdeen . . . . . . 6,2 —
Perth . . . . 12,8 —
Londres . . . . . . 18 —
Naples(hôpital des Incurables) 20 —
Lyon (Hôtel-Dieu) . . . 22,2 —
Brest (le bagne) . . . . 21,5 —
Toulon (le bagne). . . . 4,5 —
Rochefort (le bagne) . . . 2,5 —

« On voit, d'après ce tableau, dit M. Boudin (1), que la phthisie pulmonaire figure dans les grandes villes de l'Ecosse pour une part qui s'élève depuis un quinzième jusqu'au delà d'un cinquième dans la mortalité générale. En Irlande, la part de la phthisie serait, d'après M. Wylde, représentée par le huitième du nombre total des décès. » Il est à remarquer qu'à l'hôpital des Incurables, à Naples, la proportion des décès par phthisie est à peu près la même qu'à notre Hôtel-Dieu.

II. Comparons actuellement la mortalité par tuberculisation pulmonaire à celle que fournissent les autres maladies de poitrine :

Années.	Nombre total de décès par maladies de poitrine.	Décès par phthisie pulmonaire.	Décès par maladies chroniques de poitrine.	Décès par maladies aiguës de poitrine.
1856	817	407	257	153
1857	831	424	263	144
1858	822	381	280	16!
1859	771	385	259	139
1860	829	382	324	123
Totaux.	4070	1979	1383	720

(1) Boudin, *Traité de géographie et de statistique médicales*, 1857, tome II, page 641.

Dans le tableau précédent, nous avons réuni, sous le nom de maladies aiguës de poitrine, les pneumonies, les pleurésies, les péricardites, les bronchites et les maladies aiguës du cœur. Dans la colonne destinée aux décès par maladies chroniques de poitrine, figurent des décès par catarrhe, par emphysème pulmonaire, presque tous les décès pas sénilisme, car le plus souvent c'est par le poumon que meurent les vieillards, les différentes lésions organiques du cœur, etc.

Malgré le grand nombre de maladies qui sont entrées dans la constitution des deux colonnes n° 4 et n° 5, on peut voir par les chiffres groupés dans la colonne n° 3 que les décès par phthisie pulmonaire sont encore plus nombreux que ceux que fournissent les différentes affections aiguës du poumon ou du cœur, ou que ceux que fournissent les maladies chroniques de ces mêmes organes. Le même résultat a été trouvé par M. Boudin (1) en résumant, d'après les statistiques de M. Trébuchet, le nombre des décès constatés à Paris pendant une période de douze ans, de 1839 à 1850 inclusivement, et causés par diverses maladies des organes respiratoires. Les totaux obtenus par M. Boudin sont les suivants :

Catarrhe pulmonaire.	Péripneumonie.	Phthisie pulmonaire.
De 1839 à 1850. 25,884	31,122	50,253

Si le chiffre que nous avons obtenu à notre Hôtel-Dieu pour les décès par maladies chroniques de poitrine est proportionnellement supérieur à celui qui figure dans la tableau précédent, à la colonne du catarrhe pulmonaire, cette différence nous paraît tenir à ce que nous avons cru devoir admettre, parmi les maladies chroniques de la poitrine, les

(1) Boudin. *Traité de géographie et de statistique médicales*, 1857, tome II, p. 64.

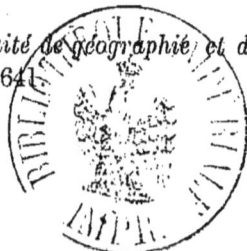

affections organiques du cœur, qui sont liées d'une manière si étroite aux maladies chroniques des poumons. Or, la mortalité par lésion organique du cœur figure dans notre ville pour une grande proportion dans le tableau général des décès, en raison précisément de la fréquence des rhumatismes à Lyon et des rapports incontestables qui existent le plus souvent entre la diathèse rhumatismale et les altérations de l'endocarde.

III. L'influence des saisons est manifeste sur la mortalité par phthisie pulmonaire, ainsi que l'on pourra s'en convaincre par le tableau suivant que nous avons dressé, comme les précédents, d'après le mortuaire de l'Hôtel-Dieu, pendant la période quinquennale de 1856 à 1860 inclusivement :

Décès par phthisie pulmonaire.		Total par saison.
Décembre.	154	
Janvier	167	Hiver, 495.
Février	174	
Mars	187	
Avril	175	Printemps, 576.
Mai.	214	
Juin	160	
Juillet	165	Eté, 499.
Août	174	
Septembre	120	
Octobre	157	Automne, 437.
Novembre.	160	

Les données précédentes démontrent que le maximum des décès par phthisie pulmonaire correspond au printemps et surtout au mois de mai, et le minimum au mois de septembre. Les chiffres suivants, empruntés à l'ouvrage déjà cité de M. Boudin (tome 2, page 643), montrent que les saisons ont sur la mortalité par phthisie pulmonaire la même influence à Paris et à Londres qu'à l'Hôtel-Dieu de Lyon.

Nombre des décès par phthisie pulmonaire, répartis par saison.

Hiver. . .	15,906	5,600	495
Printemps .	19,336	5,778	576
Eté . . .	15,939	5,501	499
Automne. .	13,107	5,148	437

Ainsi, à Paris et à Londres, de même qu'à Lyon, le maximum des décès par consomption pulmonaire correspond au printemps, le minimum à l'automne. Il est intéressant de remarquer que les décès par pneumonie sont répartis par saison, suivant une proportion semblable ; ce dont on pourra se convaincre par l'inspection du tableau suivant, où sont mises en regard les statistiques de M. Grisolle et de M. Leroux, dressées d'après des documents recueillis à Paris, et la statistique de M. le docteur Poncet (1), instituée sur des matériaux puisés à l'Hôtel-Dieu de Lyon, dans le service du docteur Roy, pendant un espace de dix ans :

	Grisolle.	Leroux.	Poncet.
Hiver	94	116	73
Printemps . . .	149	139	147
Eté.	24	56	84
Automne	10	44	57

Si l'on considère les décès d'une manière générale, on peut remarquer que les saisons exercent sur leur distribution la même influence que nous venons de lui voir exercer sur les décès par pneumonie et par phthisie pulmonaire. Ainsi, dit M. Boudin (2), de 1831 à 1840, on compte en France, année moyenne, 837,083 décès, ainsi répartis :

(1) Poncet. *Compte-rendu de 400 observations relatives à la pneumonie à Lyon*, thèse inaugurale. Paris, 1859.

(2) Boudin. *Loc. citat.*, tome I, page 30.

Décembre. . . .	76,101	⎫
Janvier.	75,832	⎬ Hiver, 222,823.
Février.	70,890	⎭
Mars	87.315	⎫
Avril	80,319	⎬ Printemps, 236,190.
Mai	68,556	⎭
Juin	59,442	⎫
Juillet.	59,586	⎬ Eté, 183,790.
Août	64,762	⎭
Septembre . . .	69,416	⎫
Octobre	66,438	⎬ Automne, 193,180.
Novembre. . . .	57,326	⎭

IV. La périodicité nycthémérale exerce, comme on le sait, une influence marquée sur la répartition des décès en général. Nous avons recherché si une pareille influence se faisait sentir à l'Hôtel-Dieu sur les décès par phthisie pulmonaire ; nous avons relevé l'heure exacte des 424 décès par tuberculisation pulmonaire qui ont eu lieu à cet hôpital pendant l'année 1857, ce qui nous a permis de dresser le tableau suivant :

De minuit à 6 heures. . . .	99 décès.
De 6 heures à midi.	106 —
De midi à 6 heures.	117 —
De 6 heures à minuit	92 —

Le minimum des décès par phthisie a donc lieu de six heures à minuit. Cette loi est vraie pour la mortalité générale, ainsi que le démontre le tableau suivant emprunté à l'ouvrage de M. Boudin (1) ; 1,000 décès de toutes sortes ont été répartis par différents observateurs de la manière suivante :

_____

(1) Boudin. *Loc. citat.*. tome I. page 22.

	Virey.	Bück.	Quetelet.	Casper.
De minuit à 6 heures.	237	360	266	252
De 6 heures à midi .	273	242	252	291
De midi à 6 heures. .	250	211	278	243
De six heures à minuit..	240	241	204	241

V. La répartition des décès par phthisie se fait d'une manière très-inégale, suivant les sexes, comme on peut en juger par le tableau suivant, où nous avons groupé séparément, pour les placer en regard les uns des autres, le nombre des décès par phthisie qui ont eu lieu chez les hommes, à l'Hôtel-Dieu, pendant chacune des années 1856, 1857, 1858, 1859, 1860, et le nombre des décès que la phthisie a occasionnés chez les femmes pendant ces mêmes années :

Années.	Décès par phthisie chez les hommes.	Décès par phthisie chez les femmes.	Totaux.
1856	188	219	407
1857	186	238	424
1858	170	211	381
1859	163	222	385
1860	186	196	382
TOTAUX.	893	1,086	1,979

On peut se convaincre par les chiffres précédents, que la phthisie est beaucoup plus fréquente chez la femme que chez l'homme. Ce fait est d'autant plus remarquable que le nombre général des décès de causes diverses est sensiblement le même pour les deux sexes, et que le nombre des hommes secourus à l'Hôtel-Dieu est beaucoup supérieur au nombre des femmes admises à l'hospice pendant le même laps de temps. Le tableau suivant permet de saisir très-facilement ces divers rapports :

	Hommes.	Femmes.	Total général.
Total des malades entrés à l'Hôtel-Dieu de 1856 à 1860	39,944	34,081	74,025
Total des décès de causes diverses de 1856 à 1860 .	4,476	4,405	8,881
Total des décès par phthisie de 1856 à 1860 . . .	893	1,086	1,979

Nous trouvons dans l'ouvrage de M. Boudin (1) des chiffres qui nous montrent que la prédilection de la phthisie pulmonaire pour le sexe féminin n'est pas propre exclusivement à la ville de Lyon :

Décès causés par la phthisie pulmonaire en Angleterre, et dans le pays de Galles.

	Hommes.	Femmes.
Année 1838. . . .	27,935	31,090
Année 1839. . . .	28,106	31,453

Décès par phthisie constatés dans toute l'Angleterre. à l'exception de Londres.

	Hommes.	Femmes.
Année 1842. . . .	24,048	28,098

Décès par phthisie constatés en 1841 dans :

	Hommes.	Femmes.
25 grandes villes. . .	4,279	4,427
7 comtés.	2,886	3,540

VI. Nous avons cherché, dans le tableau suivant, à mettre en évidence l'influence que l'âge avait à Lyon sur les décès par phthisie pulmonaire. Nous avons groupé à cet effet, suivant les âges, les 1,979 décès par phthisie survenus à

(1) Boudin. *Loc. citat,* tome II, page 643.

l'Hôtel-Dieu, et nous les avons mis en regard des 54,317 décès par phthisie constatés en 1847 en Angleterre et dans le pays de Galles, et également classés suivant les âges (1).

	Nombre des décès par phthisie à l'Hôtel-Dieu.	Nombre des décès par phthisie en Angleterre.
De 10 à 15 ans. . .	60	2,342
De 15 à 20 ans. . .	305	5,526
De 20 à 25 ans. . .	388	7,420
De 25 à 30 ans. . .	336	6,666
De 30 à 35 ans. . .	254	5,467
De 35 à 40 ans. . .	199	4,757
De 40 à 45 ans. . .	135	3,750
De 45 à 50 ans. . .	108	2,938
De 50 à 55 ans. . .	69	2,372
De 55 à 60 ans. . .	53	1,899
De 60 à 65 ans. . .	30	1,464
De 65 à 70 ans. . .	17	1,020
De 70 à 75 ans. . .	4	449
De 75 à 80 ans. . .	7	323

On voit, par ce tableau, que la proportion des décès par phthisie pulmonaire suivant les âges est sensiblement la même à Lyon qu'en Angleterre. C'est de 20 à 25 ans, ou d'une manière plus générale de 15 à 30 ans, que la mortalité est la plus forte dans les deux pays.

L'âge a sur la mortalité par consumption pulmonaire une influence un peu différente, suivant les sexes, ainsi qu'on peut s'en convaincre par le tableau qui va suivre, dans lequel 1,967 décès par phthisie, classés suivant les âges, sont répartis de la manière suivante entre les deux sexes :

	Sexe masculin.	Sexe féminin.	Total.
De 10 à 15 ans. . .	15	45	60
De 15 à 20	96	209	305
De 20 à 25	156	232	388

(1) Boudin. *Loc. cit.*, tome 2, page 645.

De 25 à 30 . , . .	144	195	336
De 30 à 35	129	125	254
De 35 à 40	96	102	199
De 40 à 45	74	61	135
De 45 à 50	61	47	108
De 50 à 55	46	23	69
De 55 à 60	31	22	53
De 60 à 65	17	13	30
De 65 à 70	11	6	17
De 70 à 75	2	2	4
De 75 à 80	3	4	7

On peut voir par l'exposé précédent que, passé l'âge de 45 ans, les décès par phthisie sont plus fréquents chez les hommes que chez les femmes, tandis qu'ils sont beaucoup plus fréquents chez les femmes de 10 à 30 ans. La fréquence des décès paraît être à peu près la même chez les deux sexes de 30 à 45 ans.

VII. Les ravages exercés par la phthisie pulmonaire varient d'intensité avec les professions; nous trouvons, en effet, ainsi répartis, suivant les professions, les 893 décès par tuberculisation du poumon survenus chez les hommes, à l'Hôtel-Dieu de Lyon, pendant les années 1856 à 1860 :

Ouvriers en soie.	204 décès.
Journaliers.	109 —
Cordonniers	58 —
Menuisiers et charpentiers. .	45 —
Maçons.	27 —
Domestiques.	25 —
Plâtriers	13 —
Serruriers et forgeurs . . .	13 —
Commis.	15 —
Garçons de café et limonadiers.	19 —
Mécaniciens	10 —
Teinturiers.	10 —

Chapeliers.	10 —
Colporteurs	10 —
Terrassiers.	12 —
Tailleurs d'habits. . . . :	22 —
Commissionnaires	7 —
Cultivateurs	4 —

Le reste des décès se trouve réparti entre les diverses professions en si faible proportion que nous avons cru pouvoir négliger de les faire figurer dans le tableau précédent. Du reste, le seul travail capable de donner une idée de la prédisposition respective des diverses carrières pour la phthisie pulmonaire à Lyon serait de donner la mortalité par phthisie, d'après l'effectif des individus de chaque profession admis à l'Hôtel-Dieu; nous n'avons pu rassembler les éléments d'un pareil travail.

En résumé, on peut conclure des recherches que nous avons entreprises sur la mortalité de la phthisie pulmonaire à l'Hôtel-Dieu de Lyon, que :

1o Les décès par phthisie pulmonaire figurent dans cet hôpital, par rapport aux autres décès, dans des proportions qui sont sensiblement les mêmes chaque année ;

2o Ces proportions entre les décès par tuberculisation du poumon et les autres décès sont supérieures à celles que l'on observe à Londres et dans les principales villes de l'Ecosse ;

3o Le chiffre annuel des décès par phthisie pulmonaire à l'Hôtel-Dieu de Lyon est supérieur à la somme des décès par les différentes maladies aiguës des poumons, du cœur, des plèvres ou du péricarde ; il est supérieur aussi à la somme des maladies chroniques de ces mêmes organes ;

4o De toutes les saisons, c'est le printemps qui compte le plus de décès par consomption pulmonaire.

C'est aussi au printemps que l'on trouve la mortalité la plus grande par maladies aiguës de poitrine.

Ces faits concordent parfaitement avec ce que l'on observe à Paris ou à Londres.

5° Le minimum des décès par phthisie pulmonaire a lieu de six heures du soir à minuit. Cette période du nycthémère coïncide aussi avec le minimum des décès de causes diverses;

6° La mortalité par tuberculisation du poumon est beaucoup plus forte, à l'Hôtel-Dieu de Lyon, chez la femme que chez l'homme; cependant, dans cet hospice, le nombre des femmes admises en traitement est inférieur à celui des hommes;

6° De 10 à 30 ans, les décès par phthisie sont beaucoup plus fréquents chez la femme que chez l'homme; de 30 à 45 ans, la mortalité par phthisie est à peu près la même dans les deux sexes; de 45 à 90 ans, cette mortalité devient plus prononcée chez les hommes que chez les femmes.

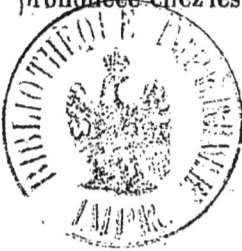

Lyon. — Typ. d'Aimé Vingtrinier.

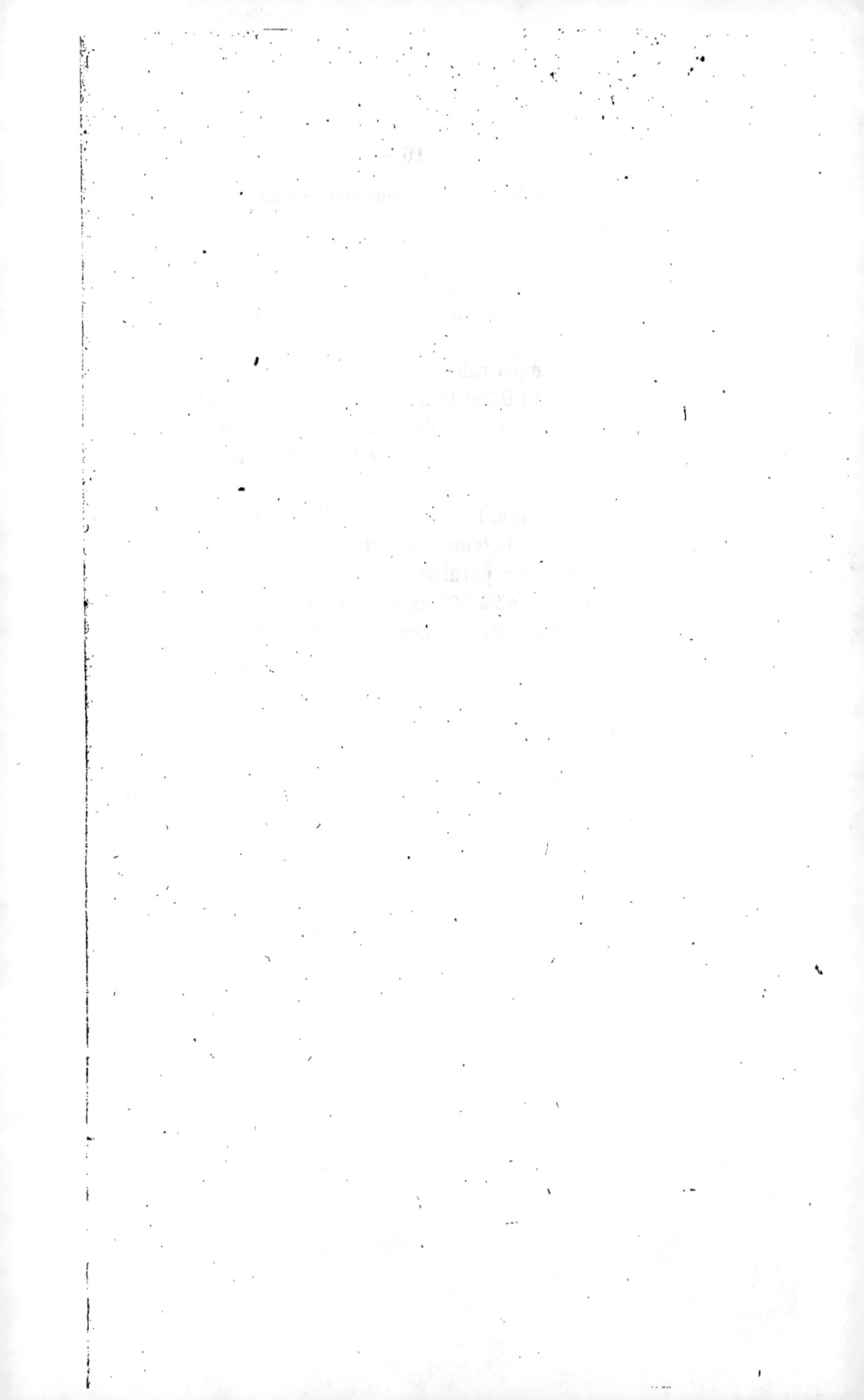

www.ingramcontent.com/pod-product-compliance
Lightning Source LLC
Chambersburg PA
CBHW050414210326
41520CB00020B/6594